阪神・淡路大震災から二〇年

震災医療　現場からの報告と提言

——初期医療の問題点——病院長の立場から

一般財団法人甲南会　甲南病院
元病院長
老籾《Oimomi》　宗忠《Munetada》

燃焼社

序

阪神淡路大震災から20年の月日が過ぎた今、あの凄まじかった震災医療の状況も徐々に忘れられていくようである。

ところで、以前、阪神・淡路大震災から約3年半が過ぎたころ、当時のことを比較的冷静に判断できるときであると考え、多くの患者さんを引き受けた甲南病院における震災医療活動について、将来のために残しておくべきではないかと思い、震災直後に作成していた原稿をもとに、当時の様子を平成10年8月に小冊子にまとめておいた。

また、この阪神・淡路大震災は近年の震災医療の原点とも考えられることから、当時多くの患者さんで溢れかえった災害医療現場からの、初期医療の状況についての報告と、病院長としての私の体験を記載し、初期医療の指針づくりの一助として役立ててもらうことも考えて、阪神・淡路大震災後20年の節目に本書を出版することにした。
すでに、識者によって災害医療に対するマニュアルづくりが行われているが、今後のさらなるより良き指針づくりの少しでも参考になることがあれば幸いと考えている次第である。

老籾　宗忠

平成二十七年一月

目次

第一部　震災医療の現場からの報告

第二部　震災医療の内容とそのあり方について

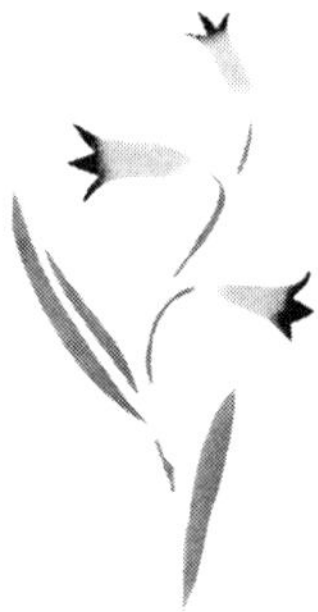

第一部　震災医療の現場からの報告

1　はじめに

平成7年1月17日午前5時46分阪神淡路大震災が勃発し、兵庫県下では6308名、震災関連死を入れると6434名、神戸市内では4512名の方が犠牲になられた。とくに東灘区は1461名と最も多くの犠牲者を出した地域である。財団法人甲南病院は東灘区の市街地から約1㎞山手の住宅地に位置する、病床数400を有する東灘区で最も大きな、地域の中核病院であった。当時病院長であった私の目でみたこの甲南病院における震災当初の医療活動の状況をまとめて報告するとともに、この経験からの反省並びに若干の提言などを加えてみた。震災医療のあり方への今後の参考になることを期待したい。

私は病院から車で十数分の所（灘区の阪急線より北側）に居住していた。地震直後、屋内は足の踏み場もない状況であったが家族が無事であったので、病院のことが心配で、缶ジュースを1本ポケットにねじ込んで、すぐ病院へ車でかけつけた（なお、私の家は後で半壊の査定を受けた）。道路には亀裂がそこ、ここで走っており、右へ、左へハンドルを切りながら、そして車の底をゴリゴリ擦りながら、病院は建っているだろうか、患者さんはどうしているだろうかと考え、体中にアドレナリンが一気に充満したような「カーと、のぼせあがった」ような状態で必死に前方のみをみつめて運転していた。冬の曇りの日のこの時間帯、数時間後には交通渋滞する道も殆ど人も車も見かけず、街は奇妙に静まりかえっていた。

病院に着いて、病院が建っているのをみて、本当にホッとした。職員駐車場に車を入れると周辺にガス臭が漂っていた。しかし、施設部の人が来ており、ガスの元栓は止めましたと報告をもらったので、水道の元栓も止めるようたのんだ。医療の現場では水は大切なので、漏水を防ぐため水道の使用を禁止し、必要な部署へはポリタンクに水を入れて配布してもらった。

病院の建物は築後60年を超えていたにもかかわらず、さいわい大した被害はなさそうであったが内部の損傷は激しかった。ところで、施設の担当者とやりとりをしているなかで、病院の敷地内にあった木造二階建ての看護学生寮が倒壊し、学生が建物の下敷きになっていることを聞かされ、現場へ直行した。そして1人の学生の手を握ることができ、生存を確かめ「頑張るんだぞ」と声をかけることができた。ちなみに、この学生は無事助け出された。しかし、まだ数名が建物の下敷きになっていることを聞かされ、ガレキを取り除こうとするも、救出に来てくれていた保安の人から、下手にすると二次災害を引き起こす心配を指摘され、レスキュー隊の方にも中に入るのを止められた。そこで、救出されたときのストレチャーなどの手配を指示してすぐに病棟に走った。

3階、4階詰所で2人の当直医（内科系〈神経内科〉、外科系〈整形外科〉共に中堅の医師）と会い、病棟内はほぼ無事で入院患者に問題のないことを知らさた。すでに自家発電にも切り替わっているとの報告を受けたので、2人の医師に外来部門への対応を指示した。

外来へ出向いたところ、すでに数名の方が待っておられ、玄関からポツポツと患者さんが入ってこられる様子がうかがえた。この時点で、何となく大変なことが起るような予感がした。このとき血液透析センターの責任者の1人が来院してきたのに出会った。そして、今日は透析は出来ませんとのことであったので、2人で相談し、通常の外来部門の奥に33床の透析センターがあるが、今日は透析を中止し、透析室を解放して、その部署を重症者の診察場とすることに決定した（図1）。

図1　震災医療の外来配置図

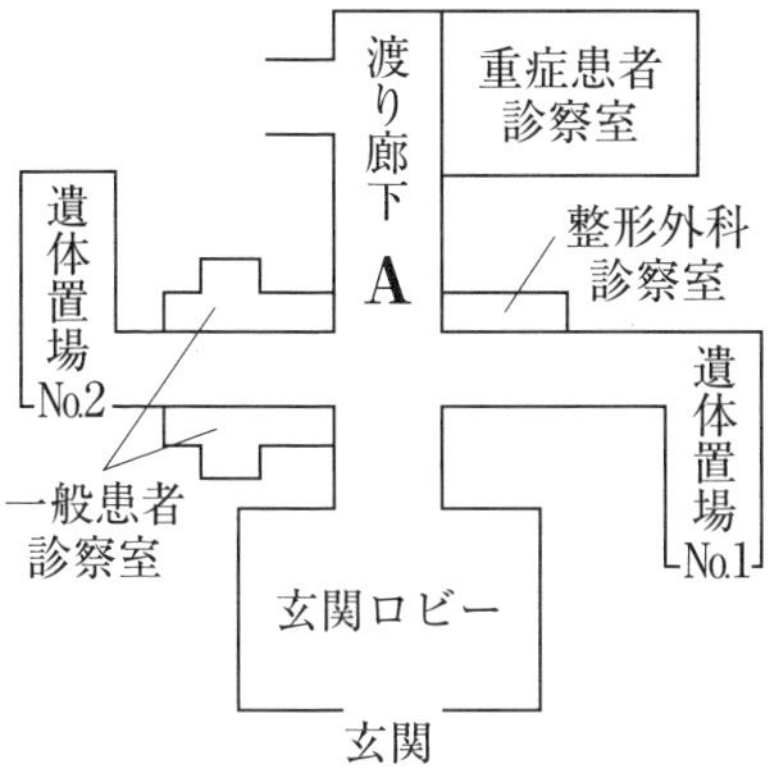

2　当院での災害診療

(1) 外来患者

通常、図1の内科外来で救急患者を診ていたので、本日も通常の救急外来はこの内科外来で診るが、昨日の当直の外科系の医師が整形外科医であったので、外科系外来部門の一角で整形外科疾患の診療をしてもらうことにした。この頃が六時半過ぎではなかったかと思う。この頃より医師、看護師が集まって来はじめた。それから間もなく、どっと患者さんが来られた。重症患者診察室は33床のベットの部屋であるが、またたく間にベッドは埋まり、ベッドとベッドの間にも患者さんが収容された。そして、その部屋の前にある待合室も満杯となり、本館との渡り廊下にまで患者さんが順番待ちで並ばれた。

一般外来部門である図1の左手では出勤してきた外科系の医師（外科、眼科、耳鼻科など）と介添え役の内科系の医師がペアーを組んだチームがいくつか出来て、

表1　震災当初3日間の外来患者数

	17日	18日	19日	計
外来患者数	約600	327	334	約1260

どっと押し寄せた患者さんの診療に対応していた。あまりにも多くの患者さんが一気に来院されたので名前を聞く余裕もなく処置が行われたが、それでは後で問題が出ることを考えて、名前だけでも記載するよう指示した。この仕事に倒壊した看護学校寮にいた看護学生にも手伝ってくれるようたのんだ。

表1は、震災当初3日間の外来患者数であるが、当初は外来カルテを作成する余裕もなく治療に専念したため、正確な記録ではないが、17日には約600名、18日には327名、19日には334名と、3日間で約1260名の外来患者を診察した。

なお、重症患者診察室には外科系の中堅クラス以上の医師、ならびに内科系の緊急疾患に常に対応することの多い消化器系医師を主として配置した。当日の午後、少し医師数が増えた時点で外来部門のA地点（図1）で外来の重症者、軽傷者を判別する医師を配置した。

表2　震災当初3日間の災害入院患者数

	17日	18日	19日	計
入院患者数	約250	63	16	約329

(2) 災害入院患者

表2は、当初3日間の災害による入院患者数であるが、17日約250名、18日63名、19日16名、と3日間で約329名の入院患者を受け入れた。なお、17日は連休明けであったが、すでに震災前から約320名の入院患者があった。したがって、17日当日は400床の甲南病院に約570名の患者を収容した。そのため、各病棟の談話室、廊下などのスペースに毛布を敷いて、点滴を窓枠にぶら下げた状態の簡易ベッドを作り患者を収容せねばならなかった。まるで野戦病院とはこのような光景かと思わせるような状態であった。

(3) 入院患者の疾患分類

表3は、入院患者の疾患分類を災害医療の疾患分類に従って延べ数でみたものである。分類の0から8までは外傷をはじめとする外科系疾患を示し、分類10から50は主として内科系疾患を示したものである。骨折が85例(21%)、挫創80例(19・5%)、全身打撲23例(6%)であったが、挫滅症候群は17例(4・1%)であった。

なお、3日間で出産が3例あり、そのうちで、17日にも2例の出産が無事行われた。さらに、病院到着時既に死亡していた症例DOA(DEATH ON ARIVAL)を含み不明は98例であった。神戸市東灘区では火災発生件数が少なかったためか熱傷は4例であった。

(4) 震災当初3日間の死亡者数

震災当初3日間の死亡者数はDOAを含めて17日83例、18日10例、19日なし、

表3　入院患者の疾患別分類(重複例を含む)

分類		疾患名	17日	18日	19日	計
0		全身打撲	19	4	0	23
1		頭部外傷、顔面外傷	15	2	0	17
2	a	胸部外傷、気胸	0	1	0	1
	b	血胸	1	1	0	2
	c	肋骨骨折	11	1	0	12
	d	胸骨骨折	1	0	0	1
	e	肺挫傷	1	0	0	1
3		腹部外傷、腹部臓器損傷	8	1	0	9
4	a	骨折、　脊椎	16	5	0	21
	b	骨盤骨折	16	5	1	22
	c	上肢骨折	6	1	0	7
	d	下肢骨折	17	3	2	22
5		脊椎損傷	7	1	0	8
6		熱傷	4	0	0	4
7		挫創	67	12	1	80
8		挫滅症候群	15	2	0	17
10		循環器	1	5	0	6
11		呼吸器	4	1	3	8
12		消化器	2	3	1	6
13		神経	5	3	0	8
14		代謝、内分泌	0	0	0	0
15		腎、尿路	0	0	0	0
16		血液	1	0	0	1
17		膠原病、アレルギー	0	0	1	1
18		脱水	3	2	3	8
20		産婦人科　新生児	8	12	2	22
30		人工透析	0	3	2	5
50		その他	0	0	1	0
100		不明(DOAを含む)	87	11	0	98
総計			315	79	17	411

表4　震災当初3日間の死亡者数

	17日	18日	19日	計
死亡者数	83	10	0	93

表5　震災当初3日間の入院後の死亡者内訳

患者	性	年齢	傷病名
1	男		挫滅症候群
2	男		腹部臟器損傷
3	男	36	腹部臟器損傷
4	男		腹部臟器損傷、心筋梗塞
5	男		全身打撲、両大腿骨骨折
6	女		外傷性頭蓋内出血
7	男	81	全身打撲
8	男	81	熱傷、挫創、心不全
9	女		全身打撲、腹部臟器損傷
10	男	54	挫滅症候群、腹部臟器損傷
11	男	60	腹部臟器損傷

と3日間で93名であった。このうち約8～9割の症例がDOAであった（表4）。一方、3日間に入院後に死亡した人の内訳は（表5）、男性9例、女性2例の11例であり、ほとんどが梁などの落下による強い衝撃での臓器損傷にもとづくものであった。

(5) 転院患者数および転送法

1月21日迄は病院全体として転院に関与したが、それ以降は個々の症例ごとに主治医のレベルで転院を行った。そこで1月21日迄に他院へ転送した搬送方法別患者数を表に示した（表6、図2）。当初の5日間で総数152名であった。

表6　震災当初5日間の他院への搬送方法および患者数

	17日	18日	19日	20日	21日	計	(%)
ヘリコプター	0	0	0	26	15	41	(27.0%)
救急車	1	4	8	11	6	30	(19.7%)
病院車	0	0	21	23	1	45	(29.6%)
自家用車、その他	1	4	5	11	10	31	(20.4%)
不明	1	2	1	1	1	5	(3.3%)
	3 (2.0%)	10 (6.6%)	35 (23.0%)	72 (47.9%)	32 (21.1%)	152	(100%)

図2　震災当初5日間の他院への搬送方法

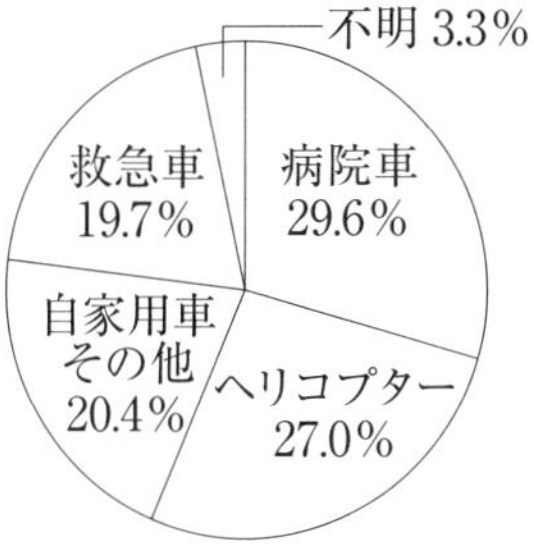

17日では3例、18日でも10例のみであった。19日からは転院転送患者は増加し、19日35名、20日72名、21日32名と90%以上がこの3日間に集中した。

　搬送方法別では病院車による姉妹病院である六甲アイランド病院（約10㎞南の六甲アイランドに存在）への転院が45名（29・6%）と最も多かったが、第2番目はヘリコプターによる転送41名（27・0%）であった。救急車利用は30名（19・7%）であった。なお、ヘリコプターによる転送は20日と21日の午前中に完了し、実質1・5日で41名を転送できた。

　一方、救急車は17日より利用したが5日間で30名（19・7%）の転送を行えたただけであった。なお、六甲アイランド病院へ転送した患者の一部の方は、そこから海上を利用し、船で被災地外の病院、主として大阪方面に転送された。

表7　震災当初5日間の職員の出勤状態

	定員数	17日	18日	19日	20日	21日
医師	45	39	40	42	43	40
看護師 （ボランティア）	178	175 (31)	191 (33)	165 (15)	148 (1)	141 (0)
薬剤師	10	4	5	7	8	9
臨床検査技師	16	4	4	8	9	12
視能訓練士	2	2	0	1	1	0
放射線技師	11	5	8	9	9	7
リハビリ訓練師	4	3	0	0	3	0
透析部技師	10	7	8	8	7	9
総数	276	239	256	240	228	218

(6) 震災当初の職員出勤状態

表7は震災当初5日間の職員の出勤状態をみたものである。医師については定員45名中、17日に39名が出勤した。とくに、午前中に約20名が集まった。看護師は278名中、通常の勤務定数178名のうち175名が集まった。なお、19日迄の3日間のボランティアは寮生活をしていた看護学生であった。このように医療従事者の相当数が震災当日から確保できた。

なお、震災当初数日間は交通手段が途絶していて、出勤したくても出勤出来なかった人が多く、出勤出来た人の大半は病院周辺の東灘区、灘区の住人に限定されていたようである。

3　ライフラインの復旧状況（図3）

(1) 電気、水道、ガスの復旧状況

電気、水道、ガスの復旧状況は図3に示したが、電気については地震発生とともに自家発電が作動して医療機器用の電源には問題はなかった。しかし、自家発電用の軽油が切れて、17日の午前11時30分より停電した。診療が少々暗がりで行われたが、昼間でもあり、とくに問題はなかった。幸い、夕方4時半頃、電気は完全復旧した。

水道については断水となり、完全復旧は2月5日の震災約20日後であった。その間、当初貯水タンクに約１８０トンの水を持っていたが、生活用水、診療

図3　ライフラインの復旧状況

		電気	水道	ガス	中検	中放	電算
1/17(火)	5:46	地震発生 自家発電作動	断水	配給停止			オンライン ストップ
	11:30				電解質+血液一般 +血糖	ポータブル レントゲン撮影	
		停電					
	1500		断水				
	16:30	完全復電		ガス不通		通常のレントゲン 撮影可能	
1/18(水)					血液ガス検査		オンライン起動
1/19(木)		給水車による水の確保					
1/20(金)				病院独自にボンベを 買い出し （兵庫・伊丹）			
1/21(土)							処方オーダー 検索可
					生化学検査部分再開 （検体数制限）		
1/23(月)							全システム 稼動
						CT完全復旧	
1/24			断水			MRI再開 （頭部のみ）	
1/30				プロパン供給		血管造影検査	
2/1					外注検査可能		
2/3				大阪ガスにボンベの 配給を要請		MRI完全復旧	
2/5			給水開始				
2/13			上水道復旧		生化学自動分析装置稼動		
2/28				西館、わかば寮にて ガス供給開始			
3/6				全館にて ガス供給開始			

用のごく限られたもののみにポリタンクなどで配水して使用することにし、前述のように全館給水をストップした。19日には直接近くの住吉山手の水源地へ出向き、給水を依頼した。その結果、19日以降はタンクローリー車で給水を受け、部分・時間給水を2月5日まで続けた。この間、毎日20〜50トンの給水を受けた。

ガスの復旧は2月28日、完全復旧は3月6日であった。救援物資として家庭用の小さなガスコンロを数台1月18日に確保し、湯茶用に使用した。1月20日以降は同様のものを病院独自で一部購入した。1月30日頃にプロパンガスが供給されたが、給食に使用しうるガスの供給はやはり3月6日以降であった。

(2) 検査及び電算部門

中央検査部では17日にも電解質、血液一般、血糖の測定が可能であったが、測定件数は限られていた。18日には血液ガス測定が可能となった。生化学検査の復旧には精製水が必要なため1月23日になって再開されたが、検体項目、検体数に制限があった。生化学検査を含め中央検査部の完全回復には水道の復旧までかかった。ただ、2月1日より外注（SRL）検査が可能となっていた。一方、中央放射線部では17日当日にポータブルのレントゲン撮影装置の使用を可能としてくれた。手動の現像であったが、レントゲン写真が撮影可能であったことは診療上の大きな戦力であった。また、当日夕方には通常のレントゲン撮影も可能となった。CTの復旧は1月23日、MRIは一部1月24日より、そして完全復旧は2月3日からであった。

電算システムは1月21日に処方オーダー可能となり、1月23日全システムが稼働した。

以上のような状況で、十分な診療体制ではなかったが、1月23日（月）には全科の外来を再開した。

(3) 給食

震災当日に約320名が入院しており、朝食を出さねばならなかった。外来診療部門の指示を済ませた後、厨房に出向き出勤していた給食係と相談した。朝はすでにパン食が予定されており、時間は少し遅れたがそれを配ることにした。各階の看護師にとりにくるよう指示した（院内電話は一部可能であった）。

昼食の予定がなく、ガスによる炊飯であるため食事を作ることが不可能なことを認識した。幸い、バナナが沢山購入してあったので、昼食はバナナ1本と缶詰のパインアップル1枚などを中心とし、若干缶詰食の内容が変わっていた方もあった。カルピスの原液があったが、冬といえども生水は患者さんには与えないことにした。そこで、ジュースの大きな缶を取り出し、ジュースを水代わりとした。

夕食は、夕方どこからか届いた（患者さんの家族）おにぎりとパン類が20～30人分あり、これと当方にあった菓子パンを出し、おにぎりなら1つ、パンなら

1／2個、それにペットボトルの水が少々届いたので、それを用い、さらにジュース、また、昼に少し残ったバナナなどを配って、何もなしということだけはさけた。しかし、職員には特に配るものもなく、リンゴが少しあったのでリンゴをむき、1人2切れのみとした。夕食もリンゴ2切れとした。しかし、職員でそれを食べに来た人は少なく、夜まで何も食べていない人が多かった。夕食時に医局その他からカップラーメンを約30個位集めたが、これにありつけた人は幸運であった。ちなみに、私も夜半まで何も食べず、ただ私の部屋にあった缶ジュース（家を出るときポケットにねじ込んだもの）を1本飲んだだけであった。

さて、17日の夜になり、明朝からの入院患者、看護学生、職員の食事をどうするか思案にくれていた。米はあるが当院ではガスによる炊飯であるため、飯を作れない。パンもない。おかずにする物もない。救援物資もなく、20～30人分の差し入れがあっただけである。

当日夜には連休明けで320人と少し入院患者が減っていたが、そこへ当日約250人入院したので約570人近い患者さんが入院していた。この患者さんに食べていただく明日の朝食が何も残っていないことが判明した。正式の救援物資などないし、災害対策本部のようなものが出来ていて救援活動が動き出しているのか、否かも我々には連絡がない。したがって、明日の朝食に出すものは何一つ残っていないのである。

職員も朝から飲まず食わずで働いており、朝食がないと、とても明日働くことが不可能なことを話し合い、思案にくれていた。「大災害だから仕方ない。患者さんも判ってくれますよ」と職員からは慰めの言葉をかけてもらうも、でも何とかならないものかと必死に考えていた。そして、電気は来ているが、病院ではガスを使っているため、これが電気炊飯ならよかったのにと何どもボヤき、グチをこぼしていた。

そのときふと、看護学生の寮は倒壊したが、病院の敷地内にある、看護師の寮は被害がなかったのだから、そこに住んでいる看護師さん個人持ちの電気炊飯器を集めてはどうかと思いついた。「でも、そんな小さな釜の電気炊飯器で約600人を超える人の食事を作るのは無理でしょう」とも云われた。ある人は計算を始めだしたが、とにかく炊飯器を集めることに意見が一致し、計15個の小さい個人持ちの炊飯器を集めることができた。米も水もあるので早速、炊飯を始め、出来上がったところからおにぎりを作った。

このおにぎり作りには看護学校寮にいた学生が、寮が倒壊したため大会議室に避難していたので、彼らにおにぎり作りを依頼し、皆で次から次へと夜を徹しておにぎりを作った。明け方までに大きなおにぎり約1000個が出来たときには本当に「ホッと」した。これで患者さんに対して何もないということは避けることができた。また、職員、看護学生にも食べるものが出来たので、翌日も働いてもらえる目途がついた。

しかし、失敗もあった。一斉に電気コードを差し込んだため、ヒューズをとばしてしまった。以降、小さな炊飯器であるが、食堂から離れた所へ持ち出し、出来上がったところで食堂へ持ってきて、また遠方へ持ち出して炊飯するという操作を何度も繰り返した。でも本当によかった。このとき「必死で考えると道が開けることがあるものだということを教えられたものです。良い経験を致しました」。その後、救援物資が順調になる数日後まで、毎食ごとにおにぎり部隊が活躍した。

救援物資の配給は患者さん用として届けられた。第1回目は18日夕食からであったが、到着したのは夜10時の消灯後であった。以降1日2回不定期に配給されたが、数日後には当院から市役所前まで毎食ごとに食事を取りに行かねばならなかった。渋滞の中を数時間かかるため1日2食が限度であった。

救援物資として毛布は19日夕方より配布されたが、病院リネンとして毛布を大量に仕入れることが19日には出来た。それまでは以前保存していた毛布を全部廊下などに作った簡易ベッド用に使用していた。

4　1月23日以降の病院の状況

(1) 診療状況の変化

1月23日に外来部門は全科診療を再開した。もちろん、検査も限られており、満足できるものではなかったが、とにかく「正常化へ」との気持ちが強く、各科の部長が賛同してくれた結果であった。しかし、再開した外来はそれほど忙しくなく、むしろ主として薬をもらいにくる程度であり、患者側も高熱、疼痛、その他耐え難い症状以外は来院もしなかったようで、検査よりも緊急処置のみを大半の方が希望されていた。

①よほどの症状でないと来院しない。そのため糖尿病、高血圧、慢性肝炎などの慢性疾患は放置しておかれたようで受診していない。

②交通機関の関係で受診不可能。

③家屋の損壊で当地より、他地域へ転出や疎開し、当地域の人口は減少した。

④避難所での診療を受けた。
⑤震災後、仕事、家庭のことで忙しく、受診どころではない。
⑥その他。

以上のような理由で患者数は激減した。ただ、救急車での来院は少し増加した。遠方での来院不可能な方へFAX、電話、手紙を利用して処方内容をお知らせした。したがって、相当数の処方箋をFAX等で送った。

(2) 来院患者の傾向

震災1〜2週後には肺炎が増加したが、喘息を含む上気道炎、気管支炎が多く、その他には心疾患、脱水、脳梗塞なども多く、この季節の疾病とも考えられた。また、整形外科疾患が少し増加した。

(3) 職員の動向

職員は通勤問題で、それぞれに苦労をしていた。したがって、どうしても各部署若干名少ない人数で仕事をせねばならなかった。しかし、全体の外来患者数が減っていたため、人数減を補っていた。さらに、職員は被災地の人が多く、また、ご本人が被災者である場合も多く、労働面のみならず心理面での問題が数週後より出現してきた。一方、1週間後には疲労が極限になっていた。この頃、各方面にボランティアをお願いしていた。とくに病棟勤務看護師、看護士として2月17日まで32日間、各方面から延412人の方々にボランティア活動の協力をいただいた。

医師の場合、4～5日経過すると患者数減少のため、ボランティアの医師に頼る必要はなかった。

(4) 経営面

外来患者激減に伴う収入源は国公立病院、会社立病院などのように他より資金援助を受けられる病院とは異なり、私立病院の場合、災害後の経営危機をいかに切り抜けるかが最大の問題であった。当院としては幸い紹介入院患者が多かったので、できるだけ病床稼働を上げるよう努力した。結果として前年度より5～6％の稼働率の上昇となった。さらに、病床回転に努力し、在院日数を減らすことも可能となり、従来まで特2類しか取れていなかった3病棟を特3類として申請することが出来た。

これらのことに加えて、平成7年度は医師数の削減に努力したり、種々の対策を行った。幸い6月頃からは外来患者数も従来に近く回復し、結果としては前年同期よりも収入増となった。さらに、病床利用率の向上が病床回転率の改善を促し、在院日数が短縮化した結果、12月1日より新看護体制（2：1看護体制）の承認を受けることが出来た。しかし、何といっても経済面は大震災後の私立病院の最も大きな問題点である。

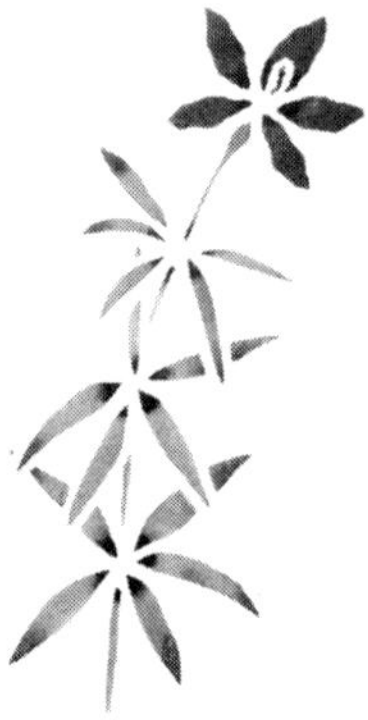

第二部　震災医療の内容とそのあり方について

1　甲南病院の震災医療活動上特記すべき事柄

(1) 多数の患者を引き受けたこと

甲南病院はこの震災で最も多くの患者を引き受けた可能性がある。前述のように、この震災の犠牲者は兵庫県下で６３０８名であった。神戸市では４５１２名、そのうち東灘区で１４６１名とその３分の１近くを占めていた。なお、この震災では神戸市の東部には甚大な被害がみられた。特に本院はその東灘区の山の手に位置していたので、内部の損傷は別として建物は無事であった。ところで、神戸市の南東部は六甲山系の山の手から海岸までの間に、北は阪急電車、中間にＪＲ線、南は阪神電鉄が並行しているが、山の手の阪急線より北は六甲山の岩盤の関係からか、この震災では少し被害が少なかったがＪＲ線、阪神線に沿った地域では壊滅的な被害がみられた。

甲南病院はその東灘区の山の手に位置していたので、建物は無事であった。

表8　甲南病院での震災医療患者動態

	甲南病院				神戸大学医学部付属病院			
	17日	18日	19日	計	17日	18日	19日	計
外来患者数	約600	327	334	約1260	363	167	168	698
入院患者数	約250	63	16	約329	113	26	10	149
死亡者数	83	10	0	93	30	5	1	36

（参考文献1）神戸大学医学部震災シンポジウム記録1996を一部参考にして作成

しかし、この地域の各病院の損傷は激しく、患者さんを十分引き受けることができなかったと思われる。それを反映してか、当日の救急隊の発言にも（参考文献3）「甲南病院へ行け」とアドバイスされていた記録も残されている。また、このような状況下で甲南病院では外来患者も入院患者もともに（参考文献1）神戸大学医学部附属病院の倍以上の患者さんを引き受けていた。死亡者は約3倍に近かった（神戸大学医学部震災シンポジウム記録）（表8）。この数字は（参考文献2）東の県立西宮病院の患者数よりももちろん多かった。

　そのような状況下での甲南病院の震災医療活動であった。

(2) 傷害患者転院、転送用にヘリコプターを最も多く利用した

転院、転送にヘリコプターが使用可能なことを知り、当院から積極的に連絡を取り、自衛隊ヘリを利用させてもらうことができた。特に4、5日目に計41名とまとめて多くの患者さんを搬送でき、結果として本院は表9のようにこの震災医療でのヘリ搬送利用件数では49名と最も多くの数となった。

表9　ヘリコプターによる搬送依頼医療機関とその件数

医療機関名	件数
甲南病院	49
丸山病院(長田区)	17
六甲アイランド病院	16
神戸赤十字病院	14
兵庫県立西宮病院	12
東神戸病院	12
神戸市立中央市民病院	9
金沢病院	8
新須磨病院	5
相信病院(須磨)	5
神戸労災病院	4
国立神戸病院	3
神戸大学付属病院	3
兵庫医科大学付属病院	3
市立芦屋病院	2
中井病院(灘区)	2
吉田病院	2
神戸朝日病院	2
川北病院	2
その他18病院	18
避難所より	12
自宅より	8
受傷場所より	1
その他他府県関係	5
合計	214

(参考文献2を参考に作成)

2　医療活動の実際

今回の震災において甲南病院の建物が無事であったことは、損傷を受けた場合と比べてその後の医療活動にももちろん大きな差があったと思われる。しかも、自家発電に無事切り替わっていたことも病棟入院患者に医療面、精神面で幸いした。そのため、病棟内が比較的平穏であったので、当直医2人で入院患者の安全確認など初期活動が円滑に行えた。とくに当直医が中堅クラスの内科医、整形外科医であったことは、入院患者や外来患者への積極的な初期の対応活動に好都合であった。さらに、2時間以内に十数名の医師を確保できたことも初期の活動をスムーズにした。

整形外科の2人の医師に特別の診療の場を与えることが出来、本日は整形外科が中心になると思われるので、そのつもりで活動してほしい旨を伝えて活躍してもらい、別の場所で縫合、止血処置などを分けて行った。さらに、重症者の診療のため透析部門の病棟および透析室を開放できたことは、患者の病態による診療の場所の選別が、ある程度当初より行えていたことであり、一種のTriage（トリアージ）であったと考えられる。このことは災害医療にとって効果的であった。さらに縫合処置室では外科系の医師に内科系の医師が介助役となり、いくつかのチームを作って活動するシステムがスムーズに出来上がった。このことは日頃からの各科の医師のコミュニケーションの良かったことが幸いしたと思われる。

縫合針が不足してきたことを連絡され、直に材料庫へ行き、ちょうど手術室の看護師と偶然出会い、手術室の倉庫を探したところ、多数の縫合針と糸を見つけ出し、外来の治療現場へ届けることが出来た。恐らく、午前8時頃には局所麻酔薬、その他不足薬品を購入するため、薬品卸問屋へ薬剤師が出かけ、医療器材（点滴セット、ガーゼなど）を仕入れに担当者が出かけた。その結果注射液（薬）、医療器材はそれほど不自由はなかった。このように比較的早い時間帯に職員が自発的に初動し、また、一方では幸運にも糸、針を見つけ出すこともできた。糸、針探しも、また、買い出しも積極的に行ったことが効果的であった。なお、糸、針などの少々の大きい小さい、細い太いは外科系の医師の配慮で、上手に技倆でカバーしてもらった。さらに、早い時間帯に比較的多くの医師を確保でき、院長である私も6時半には病院で活動していたことを考えると、医師は病院の近くに住むことが出来れば災害時には大きな力になる。

さらに、一時に多くの患者が殺到し、カルテを作る、また、カルテを書く余裕もなかったことを考えると、当初さらに多くの医師数の確保が必要であった。しかし、医師だけでなく、事務職員など日頃直接医療に携わらない人たちの助けでもよかったと思う。大災害ではどのような方々のボランティアも直接医療現場で活躍していただけるので、初動の職員確保は医師、看護師のみならず、事務の人たちの手助けでもよい。実際、数時間後には看護学校が倒壊したので、病院の大会議室に避難していた看護学生にボランティアとして震災医療の開始早期の段階から働いてもらい効果的であった。医療の現場で外来患者の名前、住所などの記載のみならず、病院玄関から重症者を診療の場へ運ぶための人材が相当数必要であったが、看護学生の働きに依存した。この面にも初期のボランティア活動が今後望まれる。

災害医療でのTriage（トリアージ：選別）について、これは初期に多くの患者を診療し、出来るだけ効率よく、多くの方を救助してゆくために必要であるが、診療の場所を重症、軽症に分けたこと、また、数時間後にはその判定をする医師を図1のA地点に配置できたこともトリアージの初歩がなされたわけである。治療の現場でも、最低必要な血管確保などはほぼ全例に行うことができたが、これも医師数に影響されることである。そのためにも多くの医師を初動で確保する必要がある。すでに1日経過すると看護師などとは異って医師の数不足はそれほど大きな問題とはならない。そのため、ボランティアでの医師派遣は病院としては初動が重要である。なお、重症者の入院に際し、エレベータが震災時には使えないので、多くの職員の手で、5階迄の各階へ階段を利用して搬入せねばならず、多くの人手が必要で大変なことであった。

一方、死亡者が次々と出てくるため遺体安置所も作らねばならなかった。診療のスペースを十分取るためにも必要な処置であり、早速、1階の診療の場と同じフロアーの本館の端にある産婦人科、小児科、耳鼻科などの待合室をそれに当てた。遺体は廊下に直接置くことは避けて、必ずベッド、ソファー、長机の上に置くよう心掛けてくれていた。そこも一度に多くの遺体が集まり、すぐに満杯になり、本館の別の端の眼科、整形外科、泌尿器科などの待合室を第2の遺体安置所に当てた。

後で判ったのであるが、この遺体置き場での活動を周囲の状況から鑑みて、1人の看護師長が自分から率先して、補助で働いてくれた別の看護師1人と2人で遺体の名前、その他の処理に積極的に活動してくれていた。

なお、診療のどの場所でも混雑はしていたが、それほど混乱もなくむしろスムーズに医療活動ができていたのは、職員が互いに協力していたことに加えて、患者家族からの苦情が少なかったことによるものではなかったかと考えられる。通常なら診察の順番、その他いろいろ苦情を訴える患者さんも、あまり苦情を訴えずに、順番を待っておられた。大多数の患者さんは初めて経験する災害のあまりの大きさのため放心状態であったのではなかろうか。

死亡例については、当院では3日間で93名の死亡があった。そのうち11名は入院後の死亡であった。すなわち、約9割近くがＤＯＡで占められていた。したがって来院時、緊急で蘇生術を施行せねばならなかった症例はごく少数であった。すなわち、来院時には生死の結論のでている症例が殆どであり、災害発生数時間後では搬送時間を短縮できたとしても、どれほどの症例を助けることができたかは疑問である。また今回の場合、重症例が集中した頃には幸い医師数も相当数確保されており、ある程度の処置は必要な症例には施行しえた。また先述のように、蘇生を必要とする症例はそれほど多いとはいえなかったこともあり、厳しいトリアージを行う必要があった症例は少なかった。しかし、通常なら行われる蘇生術が施行されなかった症例も存在したことは否定しえない。

救急部門で活躍した医師達は当時トリアージという言葉を熟知していたかどうかは不明であるが、トリアージの概念で処置を行っていたことは事実である。当時、各部署で各医師が非常にスムーズに協力体制をとっていたことはたいへん大きな力となった。おそらく、持てる力が何倍にも倍加していたと思われる。また、当日は医師、看護師をはじめ医療従事者にとってはじめての経験であり、とにかく、職員が一生懸命やろうという気概を持って互いに120%の力を出しつづけたので、一層人間関係がスムーズで、不自由な診療をカバーしていたようである。このことは、日頃からの医師間、各科間の連携プレーの必要性を痛感するとともに、それが出来ていた結果と思われた。

しかし、もし次に同様の災害に遭遇したときは、今回よりも混乱が生じるのではないかとも考えられる。患者および医師側双方それぞれが災害医療遂行に対する自己の見識を持っているため、今回程スムーズに統一行動がとれるか不安である。打開策としては指揮官がしっかりした見識を持って現場の状況をよく判断して職員を統率指揮すること。そして、職員(医師)それぞれが積極的に協力することであろう。患者対策としては事務職の人が看護師不足を補うべく患者整理に活躍してもらうのがよいのではなかろうか。

一方、放射線科技師によってポータブルのレントゲン撮影機器を当日より使用できるようにしてくれたことは診療上の大きな力となった。なお、ポータブルのレントゲン撮影機器は自家発電でも使用可能であった。地震による災害医療を考えたときレントゲン撮影の有無は大きな戦力であり、当時、自動現像が使えない状態であったが、手動で現像するよう工夫してもらった。

このような状況下で、産科では医師のみならず助産師、看護師の協力に助けられて、17日にも2名の新しい生命が無事誕生したことは明るいニュースであった。

災害がもう少し小さく、殺到した患者がもう少し少なかったら、院長は動かず、情報を集めて、指示・伝達するのがよいのであろうが、当日はあまりに多くの症例を扱ったので、各人、各部署フル回転であった。そのため幹部さえ集合させる余裕がなく、私が各部署の様子を見て、聞き、判断し、それを各部署へ伝え歩いた。

例えば入院ベッドについても、はじめは各病棟の空床を探して外来へ連絡し、入院させていたが、満床後は待合室、談話室にもベッドを作るように指示して回った。しかし、次にはそれも満床となり、廊下にまでベッドを並べる指示をしなければならなかった。これらのことが当初より判っていれば、はじめから廊下までベッド化する方針で指示をすればよいが、事態は時々刻々と変わってゆき、それに対応せねばならなかった。だれも災害の大きさを把握しておらず、どれぐらいの患者が殺到するかも、また、医師をはじめ職員もどれほど集まるかも当初には予想できなかった状況であり、このような状況では、状況に応じて迅速に対応することが重要と考えられた。また、そうせざるを得なかった。

ただ何といっても、職員の積極的、献身的な協力に助けられた。自分達が被災者である人が大半であるにも拘わらず、病院に出勤、また、当直の看護師もそのまま自宅に帰らず勤務を続けたり、家が損傷を受けたり、負傷された家人があっても、「病院が……」「患者さんが……」と思って集まってくれた職員から、「使命感」とはこのようなものをいうのかと悟らされた。

災害医療のマニュアル作りが進められている。もちろんマニュアルは必要である。しかし、大きなマニュアルのみでよく、細部は災害の程度、病院の状況、環境要因、人的・物的な対応態勢の状況などを指揮官は現場の状況をよく把握して、迅速に熟考し、互いに協力して持てる力をフル稼働する方法を考え実行させることである。

「このような状況では」「このような状況だから仕方ない」と短絡して、その場かぎりの命令、動きをすることはよくないことで、せめて1～2分の熟考が必要と思われる。1～2分は指揮者にとって必要な判断材料のための時間と思う。

現場でそのようにして対応している間の1～2日以内に、災害対策本部などの中央より各種の援助を、現場からの要請でなく、中央で考えて遂行していただけることを希望する。

私も何回も部屋の前のひっくり返ったロッカーの上に腰掛けて、ひと呼吸置いて、「これでよいか、どうか」と自問自答して決断していた。これらは長年大学に在籍している間に、多くの学会を教授が担当されたとき、いつも私の役目は学会の運営をつかさどることであり、多くの人を一時にいろいろな所で効率よく活動していただくことを考える訓練を何度も経験したことが役立ったと思われる。

なお、私の部屋の中はロッカー、本棚、さらには多くの書籍が部屋の中で掻き回されたようで、部屋にいたら完全に圧死していただろうと思われた。

3　患者転院、転送について

1月17日午後、外科部長より内臓損傷が疑われる患者を転送させるための救急車依頼があった。これが転院、転送の第1例目であった。

早速、救急隊（119番）へ連絡し、救急車の手配を依頼するも、現場から病院への負傷者搬入で手がいっぱいで、とても遠方への救急車の出動は不可能であることを知らされる。しかし、搬入してきた救急車を病院でつかまえて、直接交渉してみられるのがよいのではないかとアドバイスをもらい、これを利用して無事、救急車で兵庫医大へ転院させた。その患者は内臓破裂であったようで、手術にて回復したとのことであった。救急隊には以降、甲南病院では主治医から直接救急車の手配を依頼させるので、院長として、よろしくお願いしますとの依頼をして、各主治医から連絡を取ってもらった。しかし、残念ながら結果としては救急車はあまり利用できなかった。

2日目の18日迄は患者の受入れと、入院者の対応に追われたが、3日目の19日より病院の車を利用して、一部の患者を甲南病院の姉妹病院である六甲アイランド病院へ転送することが計画された。しかし、交通渋滞が激しく19日には1日に21名を運んだにすぎなかった。

しかも、病院のワゴン車で転送できる症例であり、軽症例に過ぎずクラッシュ症候群（挫滅症候群）、あるいは手術を必要とする症例、転院して緊急の処置が必要な患者など、現時点では甲南病院で十分な医療が施行し得ない症例の転院、転送にはほど遠かった。そこで、その対策を19日夜に重症患者診察室詰所で十数名の幹部が集まり、議論していたが、打開策に苦慮していた。ちょうどその時、外科医が救急隊と救急車の交渉をしている最中にヘリコプターが使えるというニュースを知らされ、ヘリ搬送の議論が急にわきあがった。

災害医療にヘリ搬送は今なら当然のことであるが、当時はヘリを使うことなど初めての経験で、各人いろいろな意見があった。例えば、ヘリ搬送するとすれば（通常救急搬送には救急車に主治医または主治医代行の医師が同乗しているので）誰が同乗するのか、そして同乗する場合、現場に医師が少なくなり、現場の機能低下になる。また搬送中事故でもあれば誰が責任をとるのか、さらに搬送中患者が急変した場合も責任はどうなるのか、といろいろな意見が出ていた。なお、実は私は、ヘリ搬送のニュースを聞いたときからヘリ搬送を決断していた（その理由は6－2の海外の支援の項に述べているのでご参照下さい）。

したがって、20〜30分議論がなされたところで、院長としてはヘリ搬送したいので、ご協力いただきたいと協力の要請をした。皆も議論をした後だったので全員が最終的に了解し、その後は一致団結してスムーズに事が運んだ。

次には各病棟担当者にヘリで転送すべき症例をピックアップしてもらい、この時点で受入れ病院の依頼をはじめた。午後8時頃であった。

この頃、自衛隊より伊丹市の自衛隊病院へ全例受け入れることが可能である旨の情報が入り、一括して同じ病院であれば転送がスムーズに行えることを考え、お願いした。しかし、約30分後、自衛隊病院では保険が利用できなくて、自費である旨の連絡を受ける。そうすると話が違ってくる。大災害なので、政府、県が何とかしてくれるのではないかと考えたが、もし不可能であればクラッシュ症候群などの症例は血液透析を施行せねばならないため、高額医療となることが考えられるので、一時転院受入れを了解していただきながら、それをキャンセルした病院へ再交渉し、再度受入れを依頼した。

その間に、転院させることが必要と考えた患者にはヘリでの転院を1人ずつ、各病棟担当者から説明し、了解の得られた症例に対し、当初予定していた自衛隊病院でなく、姫路方面の病院になるが、それでよいか否かを再度問い合わせに回った。なお、病棟担当者とは災害当日より外来救急部門とは別に、各病棟に中堅以上の医師と若手医師の組み合わせで、最低2人以上の内科医をその病棟の担当医として毎日決定していた。最終的に患者の了解と、受入病院のＯＫを取ることの出来たのは20日午前2時頃だった。

直ちに各転院症例個々の依頼書、紹介状を各病棟担当医に作成してもらうことにした。紹介状の出来上がったのは午前4時頃であった。しかし、転院当日20日、21日午前中には転院が決定していた症例のうちにも、家人が転院先を探し、依頼した病院をキャンセルする症例が出たりして、転院受入れ病院との間で人数調整をヘリ出発間際まで行わねばならなかった。とくに携帯電話がなかったときであり、震災後で電話がスムーズに通じない状況下での交渉は大変であった。

そのおかげで、1つのヘリに空席ができたため、再生不良性貧血で貧血が進行していて輸血予定であった赤血球数84万の女性の症例（健常女性の赤血球数の正常値350～490万）が、右鎖骨骨折、右血胸で緊急輸血の必要な状況が生じたが、さいわい最後のヘリに乗ることが出来た。本例はその後2年間再生不良性貧血は続いていたが、通院、入院をつづけ、当時の処置で助かった症例である。

ヘリは近くの赤塚山高校の校庭から発着した。新日鉄広畑病院、石川島播磨病院、小野市民病院、市立西脇病院、県立柏原病院、などの各病院に転送した。ヘリは姫路往復が約2時間で片道30分位、非常に早く多くの症例を短時間に転送できた。1月21日で病院全体としての転院作業は終了し、以降は個々の症例に主治医が対応して転院を計ってもらうようにした。21日迄に152名転院し、ヘリでの搬送が41名と、そのうちの多くを占めた。

大災害時には救急医療がなされた後、必要に応じて適切な治療を必要とする場合、迅速な転院、転送が必要である。私も19日ヘリ大量輸送を決定した背景には、医師として、医療機関として十分な処置を早く行わねばならない、また、十分な処置が出来ていないと後でいろいろの問題が生じることを強く感じ、実行に移した。

今回の転送の経験から救急車、病院車あるいは患者の自家用車などに加えて、ヘリコプターを十分活用すべきものと考えられた。ヘリは大型のもので自衛隊のものであれば、今回も医官、看護師付きであったようだ。災害地の病院から医師を同乗させる必要はなくて助かった。そして、自衛隊の大型ヘリの場合、大量に、早く、短時間に搬送できるので、効果的であるのみならず、患者の苦痛が少なかった。19日夕方救援物資を届けていただいた新日鉄広畑病院の車に2名の整形外科症例を乗せて転院させたうちの1名は、足の骨折を受けていた症例であり、パトカー先導でも姫路まで6時間かかり、揺れて苦痛であったようである。しかし、翌日ヘリで同病院へ送られた他の症例はデコボコ道路で揺れることもなく、時間も短く、楽であったとのことで、患者側からもヘリによる搬送が効果的であったとの報告を受けた。

さらに、転院先が今回は私を含め甲南病院医師の知人の病院を頼って依頼したが、情報網が欠如した状況下であり、非被災地の転院可能病院のリストアップなどが、初期より中央でなされ、それが積極的に伝えられていればスムーズに転送できたのではないかと考えられる。

また、ヘリ発着のヘリポートの有無がよく問題にされているが、学校の校庭で十分であり、ヘリポートの有無は緊急時のヘリ利用の障害にはならないと思われる。ただ、災害後、相当日数を経た時点では、校庭にもテント村などが出来てヘリ使用が不可能になることもあるかもしれないが、ヘリによる転送は災害後数日以内の早い時期に行うべきものと考えた場合、十分校庭が使用できる。しかもどの地域にも校庭はあるはずである。校庭を使った大型ヘリで、大量に、迅速に被災地外へ転送させる、そして、転院先も中央より指示してもらうことが必要である。

震災など大災害での医療では1~2日間は患者受け入れに全力が注がれるので、転院転送は3日以降になると考えられる。したがって、ヘリ搬送を災害発生1~2日以内に行って救命を企てるには、現場の医師をはじめ現場の医療従事者に余裕があればよいが、多分余裕のないことが多いと考えられるので、人手がない場合、ヘリ搬送に人員を割くのはトリアージの考えからは矛盾する。それを乗り越えるためには被災地外のスタッフが活躍してもらう必要がある。

今回も、多くの患者が転送されてくることを予想して待機していた病院があったそうであるが、大災害のときには待つだけでなく、被災地病院では連絡網が途絶した状態である上に、連絡時間の節約などが必要であることも十分理解し、積極的に乗り出してもらいたいと思っている。

なお、「1　甲南病院での震災医療活動」の項で述べたように、今回の震災医療における患者転送でのヘリコプター利用数は、甲南病院が兵庫県下で最も多かったことが後日判明した。

4　職員の出勤について

職員の出勤状況については各人が被災者であることを十分に考慮せねばならない。出勤したくても諸般の理由で出勤できなかった人たちが多く、これは被災地のどの病院もが抱える問題点である。そのような条件下であったが、初日に比較的多くの医師をはじめ、看護師、技師等を確保できたことは初期の医療活動に大きな力になったことは疑う余地もない。しかしながらもちろん、出来るだけ早い時点で、出来るだけ多くの人材を得る必要がある。人材が多すぎて困ることなど絶対ないわけで、災害時ということを考えれば、事務職の人でも医療現場で活躍してもらえる仕事が沢山ある。

今回でも、患者さんの名前を記載する時間さえない状況で医療が行われていた。診療の場で、せめて名前だけでも記載しておくことは必要なことである。今回、甲南病院では倒壊した看護学生寮にいた看護学生がその任を一部果たしてくれた。また、患者食の配分、配膳なども問題であった。患者さんの各階への搬入にはエレベータが使用できないので、4~5人で患者さんを階段を担いで搬入したので多くの人手を必要とした。またレントゲン撮影など院内での患者さんの移動、さらには、遺体の移動などに多くの人手を必要とする業務が災害の状況、程度によって生じてくるはずである。

繰り返すが医療職でなくとも、多くの職員の出動が必要である。統計では当日39名の医師が出勤していたが、災害発生数時間後が最もスタッフを必要としたことを考えると、先述のように災害後2時間以内位の、出来るだけ早い時間帯に業務についていることが当然望まれる。

医師の配置は第一部で記述したが、災害発生2時間以内に重症患者診察室では約6名の医師、5時間後には約10名の医師がこの重症患者診察室で活躍した。このことは多くの重症患者の処置に有効であったと考えている。

一方、前述のように外科を除く各病棟にはすべて内科医を専任として2人以上を決定していた。彼らには次々入院してくる症例、以前からの入院患者への対応に当たってもらった。それによって外来での各医師がスムーズに働くことが出来たものと考えられ、結果的に必要な処置であったと思われる。

病棟担当医は縁の下の力持ちであったが、協同作業としては重要な役割であった。これら医師のチームワークが全くスムーズで誰一人として職種、職務に対し拒絶的態度の人はなく、命令に従って活動してもらった。

当然のことであるが、多くの職員の出勤が有効で、有難いことであることは云うまでもない。とくに災害発生当初2～3日は現場も騒然とした状態になるので、ボランティアに頼るよりは病院の構造、ノウハウが判っている職員の活動が求められる。もちろん、数日後はボランティアの活動も有用であったし、今後も利用させていただくべきものと考えられる。

甲南病院では2日以降もそれぞれの担当部署を変更してもらいながら、医師の配置を決めた。2日以降は内科医には毎日担当部署、当直者を決めるため、また、各種連絡事項の伝達のため、短時間の連絡会を開いた。外科など内科以外の多人数の科ではやはり、病棟、外来、当直担当を毎日決めてもらい数日間を過ごした。

今回は各医師があまりに忙しく、院内の部長会は22日まで開催できる状態でなかった。しかし、23日(月)に外来全科をオープンすることを決めて、21日中に各部長に個別に了解をとった。

5　ライフラインに対する考察

電気については自動的に自家発電に切り替っていたため問題はなかったが、自家発電用の軽油の備蓄が数時間分であることが分かり、急いで軽油を買いに職員が車で出かけた。六甲山の裏手まで出かけて夕方やっと軽油が手に入った。さいわい、夕方に電気が回復したが、もし夜間まで停電が続いていたら診療上の大問題がでていたと思われる。そのため、自家発電用軽油の備蓄は少なくとも2日分は必要である。

水に関しては、貯水タンクの水を節約するため、当日は診療用最小限の水の使用にとどめ、必要部署へはポリタンクで配水し、漏水による水の損失を考慮して通常の給水は中止した。2日目〈1月18日〉以降、なかなか通じない電話で災害対策本部への水の要請を何度もしたが、飲み水のみでタンクローリー車クラスでの給水はなかった。そこで3日目に住吉山手にある水源地へ直接交渉に行き、以降ボランティアのタンクローリー車で毎日20～50トンの給水をもらい、19日から透析も一部再開し、診療も行えるようになった。

今回、病院への給水の重要性を認識してもらえたと思うが、優先してタンクローリー車クラスの給水が当局よりなされることを希望する。

さいわい、甲南病院本館はトイレ用に井戸水が使用されていたが、他の病棟用にはボランティアによる約２㎞離れた住吉川への水汲み隊が活躍してくれたので、それによって一部トイレの使用が可能となった。

ガスは3月まで使用不可能であり、給食に窮した。その後配給されたり、仕入れた小さなガスコンロで一時をしのいできた。

検査部門では放射線科のポータブルのレントゲン撮影機の修復が第1日目になされたのに続いて、1月23日からはＣＴも稼働した。ＭＲＩは2月3日に復旧したが、中央検査部門の完全復旧に若干時間を要した。それには生化学部門が精製水に依存している検査が多く、精製水を自家製で作製するよう努力したが、よい精製水を沢山得ることに難点があった。今後の対策として検査室ではドライケミストリーを主体とすればこの問題は生じないのではないかと考えている。神戸大学病院の中央検査部ではドライケミストリーであったため、中央検査部の被害は少なく、検査の復旧が早く出来たことを報告しておられたが、今後の中央検査部の在り方として考えておかねばならない。

電算機システムは1月23日（月）の診療開始に向けて修繕が行われたが、無事23日には稼働し、処方検索ができたことは来院患者のみならず、遠方の患者への処方紹介にも威力となった。

震災翌日（1月18日）の朝の食事調達のことが問題となった。17日の喧騒状態の診療活動で疲れ果ててはいたが夜中の12時頃、時々生じる余震に怯えながら、寒いので電気ストーブで暖を取り、口にする食べ物がないので一層寒く感じるのではないかと思い、温かいお茶をすすりながら明日朝の食事をどうしたものかと事務の人たちと話し合っていた。

激しかった1日の災害医療活動の後でもあり、当初は食事のことなど気にする人は誰もいなかった。しかし、私としては患者さんを入院させておいて食事を出さないわけにはいかないし、職員もこの時点では昼間から飲まず食わずの状態であったであろうが、クタクタでただ疲れ果てて仮眠をとっていた。この職員の食べ物がなにもないわけである。医局にあったカップラーメンにありつけた人は幸いであった。やはり何かできないものか。救援物資は正式には来ていないし、夕食用に全ての缶詰をはじめ、残っていたバナナなども全部使い果たし、何も残っていない。

給食についてはガス炊飯に依存している現状であり、今後の問題である。ところで、救援物資が順調になるまでの数日間の患者および職員の給食が重要である。ガスのみならず電気使用の両面の対処が必要であろう。ただ、食糧の備蓄は他の品物と異なって、品質保全をはじめ種々の問題が生じるので、3食分位が常識だと思われる。今回も、智恵を絞って個人持ち電気炊飯器を多数持ち出して炊飯をつづけた。実際には15個位の電気炊飯器を使って毎食ごとにおにぎりを1000個以上作った。一時に全部を使用して当然ながらヒューズをとばしたりしたが、その結果数日間の食事を確保することが出来た。

ところで考えておかねばならないことは、必死で考えると、何とか当座の道は開けることがあり、先述のように「こんな大災害だから仕方ない」とあきらめるのではなく「何か方法はないか」と現場の状況を把握して、必死で考えて知恵を出すことである。そのうちに中央より救援物資も送られてこよう。救援物資の配給も道路事情が悪いならヘリコプターで上から落としていってくれればよいのではないか。災害時ではそれが迅速で効果的と考えられる。

6　その後の診療状況

甲南病院は1月23日より外来を全科オープンした。もちろん、十分な診療は出来るはずもない。しかし、予想していたより患者は少なく、通常の半分位であった。しかも、患者側にも今、痛い、発熱（それも高熱）、呼吸困難などの症状でもなければ来院せず、来院されても薬による対応のみを希望される方が大半で、大多数の患者はつづけている薬の補充に来院されているようなことが多かった。また、避難所で処置されていたのか、交通の便の問題もあったのか上述のように来院者は多くなかった。また、交通網の寸断のため来院できない患者さんのために処方内容、紹介状を大量にFAXで送信した。今後このようなとき、患者さんも遠慮なく病院に尋ねていただくとよいのではなかろうか。もちろん、本院では外来カルテが23日からは使用可能となったことも幸いであった。

必要な処置のため転院させることを積極的に行った結果、入院ベッドには余裕が出来ていたので、それ以降に発生した各種疾患の入院にはスムーズに対応することができた。

診療面で重要なことは職員、特に看護師の過労である。前述のように、医師の場合は当初2日間位が忙しいので、出来るだけ被災病院で対応することが求められるが、看護師の仕事に対しては当初からボランティア活動が有用と考えられる。職員は肉体的のみならず精神的にも被災者であり、この点をボランティアなどで解消するよう努力したが、今後もそのためにも出来るだけ早くボランティアをいれるべきである。

通勤困難に対して職員同士で車の送迎の対策をしてくれていたが、2月初旬まで約3週間の対策が必要であった。それ以降は徐々にいろいろな面で個人的にも対策をたててくれたようである。

震災後、看護師の第1回目の疲労のピークは4~5日目であった。この時期に水の大切さは判っていたが、風呂を沸かしたことは大ヒットであったと自負している。現代の生活様式から、若い女性が髪を洗わないで5日も6日も生活できないとは知らなかった。非常事態であったとしても、洗髪および入浴がこれほど人間に生気を蘇らせるものとは想像だにしなかった。実は、電気は回復したが、ガス、水道の復旧がない状態のため、入浴にありついた職員は殆どいなかった。もちろん、皆、口にはしないが入浴願望を持っていた。この状況下で4日目、一つの病棟で看護師を数名まとめて六甲山裏手の有馬温泉に連れて行く計画があることを知り、それを看護部長を介して中止するように働きかけた。引率を計画した先生の気持も判るし、むしろ入浴できていなかった看護師の疲労回復には必要なことだとは思うが、病院全体の看護師のことを考えると、協力体制の一角が崩れることになると考えて中止してもらった。しかし、入浴を希望しているのはどの職員も同様であることから、病院で風呂を沸かすことを考えた。さいわい水はタンクローリー車で運ばれてくる状況であり、施設部の人と相談すると、病院の風呂は重油で沸かすことができることが分かり、看護部長と相談し思いきった決断をした。これが前述したように好評であった。私自身も6日目に友人の好意で入浴できたときは本当に生き返った気持ちになった。風呂を病院で沸かしてから、再度看護師はじめ職員に活気が出たことを特筆したい。これが冬であったからよかったが、夏であればどうなっていたかは想像に難くない。

それ以降、大切な水であるが、入浴も大きな意味で非常に重要と悟り、数日ごとに風呂を沸かすよう施設部といっしょに、貯水タンクやタンクローリー車による給水の様子をみながら、出来るだけ回数多く入浴を可能とするよう努力した。なお、病棟で活躍していただいたボランティアの方々によって病棟の看護師の勤務が早く正常化できたようである。このような場合、違和感を持たずに病棟などへは積極的にボランティアを受け入れるのがよいと思われた。

2月になってからも入院患者は別として、外来患者が激減した。東灘区では1／2になったといわれる。当院も2月初旬は1／2であり、外来患者収入が減少し、たちまち経営上の問題が生じてきた。東灘区では人口減や交通網の問題で、各医師会員の方々も四苦八苦だったようである。しかし、病院の場合、個人でなく多くの職員に給料を支払わねばならない。経営上の重要な問題である。

その後、徐々にではあるが外来患者数も回復し、8月にはほぼ従来通りとなったが、約6～7ヶ月かかった。そのため、一時経営が危機的状況になり、4月、6月の医師の交代時期に新しく医師の受け入れは一時中止し、結果として医師数も減少させて対応した。この間、院長としては入院希望者が増加してきたので、患者さんのためでもあり、病床稼働に力を入れて対応した。一方、特3類（急性期病棟加算の一つで当時最も高額の支払いを受けることが出来た）がとれなかった南館2病棟、本館1病棟を特3類として申請することが出来、当然いただける看護料が上積みされて8月からは増収となった。さいわい、6、7、8月と病床稼働も好転し、入院面での収益増を来し、外来の回復した8月には、病院開設以来の収入増となり、結局、上半期は前年以上の増収益となった。

さらに、つけ加えておくと、それ以後も入院ベッドの利用率の上昇、ベッドの回転が早くなり、入院患者平均在院日数が好転して、12月には新看護体制（いわゆる2：1看護）の承認を兵庫県から受けることができた。この背景には、医師をはじめ各職員の中に、震災医療で一致団結した人間関係の好転が大きな要因になっていたものと思われる。もちろん、多数の医師、職員の集団でもあり、一部には幹部の中でも突出しようとする人もいたが、全体が一つにまとまっていたので、大きな問題ともならずに経過したと思う。

震災後1週目頃には先述のように看護師の疲労、交通状況の悪化から、一部の病棟を閉鎖して宿舎としての利用を考えることを要求されたが、経営面を考えると賛同できなかった。しかし、結果として病床数を減らさなかったことは、病院経営の基本は病床数の確保とその運用であることを考えると正しい判断であったようで、この申し出に賛同しなくてよかったと考えている。

私は災害医療の現場のみならず、災害後も職員が一致団結すると凄い力が出ることを学んだ。さらに、今回の経験から、今後どのような場面でも、多くの難問を必死で考えると、きっとよき智恵がでてくるものである。そして、そこに仲間の団結の力が加われば、その方針を十分に実行できるものと確信した。

7　その他

(1) 記録に関して

午前10時頃であったが、重症者が重症者の診療の場である透析室に入りきれず、毛布にくるまって詰所の前から外来棟（図1のAの位置）までの渡り廊下に車の渋滞のように並んでおられた。付き添った家人共に、放心状態の方、心配そうな顔の方々など異様な雰囲気で、よくある写真コンテストにでも出品すれば入選間違いないと思われる光景であった。写真を撮っておこうかと一瞬思ったが、直ちに、今は医師として撮るべきでない、たとえ後で後悔しても撮るべきでないと考え、写真を撮ることを断念した。また、他の医師も誰も写真を撮る余裕もなく、そのような行動をする者も出なかった。本当にこれでよかったのかどうかは判らない。しかし、写真を撮れる状況、雰囲気でもなく、また撮る気持ちにもなれなかったのは事実である。記録を残すことを考えねばならぬのは判っていたが、その当時、医師としては不可能であった。そのため甲南病院には、その時の現場の様子を伝える映像がなく、ただこのように記載を残すしか方策のないことになった。その光景は現場をみたものでないと真実の様子が判らないし、伝わらないと危具される。記録を残すことのむつかしさを感じるとともに、今後の問題として考えておかねばならぬことである。

私個人の反省としては、映像のインパクトを考えたとき記録写真は重要で、必要と思う。記録写真を含めた正確な資料は、客観的な事実を把握し、それは次の災害医療対策の重要な資料になるわけで、事務職の人にでもお願いして、節度を十分わきまえて最小限の記録写真は撮っておくべきものだったと思っている。次への前進のためには必要な方策と考えている。

(2) 海外からの支援

19日の明け方午前4時頃か、米国のクリーブランドのAmerican-Japan Societyの会の方から電話があり、甲南病院の私のもとへすぐに救援物資を送りますとのことであった。突然でびっくりしたが、感謝の気持ちと共に米国から何を送っていただけるのかを質問した。食糧、衣料などとのことであった。さいわい、食糧はおにぎり部隊が活動していたし、18日夕方より毛布も確保できていたので、今後必要なものが出来たら電話で依頼するということにさせていただいた。ただ、もし送っていただくとしたらどの様な方法で送付くださるのかを聞くと、空軍を利用して関空へ、そして船で東灘へ陸揚げするとのこと。軍を使うこと、また、我々の病院迄の道程をこの早い時期に調査していたことなどの早い対応に驚いた。救援活動、ボランティア活動の動きの早さは日本と違う。そして災害時には一般の人が軍まで使うことを考える。これでないとだめであると教えられた。なお、この時のことが、私に同日夕方の自衛隊機を転院搬送に使うことを容易に決断させたと思っている。

(3) 看護学校の再開問題

震災医療が急性期を過ぎて一段落した約10日後(1月27日頃)、看護学校再開の問題が浮上した。看護学生寮が倒壊したので学生は親元に帰していたが、看護学校を早く再開しないと授業日数が足りなくなって、卒業予定学年生を卒業させられなくなり留年になってしまう。そのようなことになると丸1年棒に振ってしまうことになる。その対策には看護学校再開は不可欠である。そのためには学生を呼び寄せねばならず、寝泊まりするところも用意せねばならないわけである。しかし急に学生寮を作れるわけではない。

このころ仮設住宅が初めて神戸市で作られたと聞き及んだが、仮に仮設住宅が出来ても被災された市民のためが第一で、学生寮に使わせてもらうのは到底無理と思われた。でも何とかせねばならない。しかし方策がない。「大震災だから仕方がないですよ」と慰めていただくが、でも「看護学校長として卒業予定者40名のために何とかしなければ、何か知恵はないものか」と考えていた。悩みに悩んだ2日後思いついたのは、看護学生寮は倒壊したが看護学校にはベッドメイキングその他看護の実習をする実習室があるので、この実習室の器材を外に出し、そこへ二段ベッドを入れ、それぞれの二段ベッドの間仕切りに本棚を入れれば自分の小物も入れられるので、二段ベッドの仮設の寮を作ることを考えた。

そして早速、衣食は足りているが住のないことを米国クリーブランドのAmerican-Japan Society の方に電話した。早速コンサートを2回開催され、義捐金を送っていただいた。これを基にして二段ベッドの仮設の寮を作り3月に無事卒業生を送り出すことが出来た。人の心の暖かさがしみじみと分かるとともに、救援、ボランティア活動の原点を知った。看護学生も心から感謝していましたし、その後仮設の寮の仲間が出来て時々話題となり、今も皆で感謝しているとのことであった。

(4) 心の繋がり

人の心の暖かさは個人的にもいろいろな所で体験した。

震災3日目、4日目の2日間、自宅と病院の間をリュックをかついだ震災ルックで歩いたが、何となく手を挙げると快くヒッチハイクさせてもらうことができた。この頃はお互いに心が一つに繋っていたようである。

人は極限の状態では損得抜きの協調性のようなものが生まれるのではなかろうか。これが医療の現場でも互いに非常に協力的であったのではなかろうかと考えられる。

　また、大阪在住の患者さんが、トランクルームのみならず、後方視が出来ないくらい、車の後部座席いっぱいに水、ガスコンロ、食料、トイレットペーパー、石けんなど手当たり次第に物資を買いあさって渋滞の中を1日がかりで夜遅く自宅にとどけていただいた。彼は筋肉疾患であり、身体が十分使えないにもかかわらず、往復1日がかりの運転をして救護物資をとどけてくれたのである、心より感謝申し上げ、早速近隣に分配させてもらった。

　丁度、息子も東京からガスコンロ、食料をかついで大阪から徒歩でやってきてくれたことも有難く、感謝とともに我が息子を誇らしく思ったものである。

　私が最初に入浴できたのは6日目であった。親友のご子息が国立神戸病院に勤務しておられ、彼の独身寮の風呂を使わせていただいたときで、家内と娘と3人、久し振りに頭も洗えてほっとした。しかし、プライバシーもあろうに若い青年が我々家族に自分の寮を一晩開放提供してくださったことを考え、感謝とともに私の心の内ではその後彼との間に連帯感のようなものが生まれた。

(5) 災害後の各種調査に関して

災害医療に関する各種アンケート調査が寄せられたが、この件に関しては災害時の医療対策と同様に、中央でまとめるべきである。各種団体から、それぞれのレベルでいろいろなアンケートが寄せられた。災害医療の結果をまとめ、次の対策を考えることは重要なことである。しかし、同じようなアンケートが各方面より寄せられることには閉口した。特に、被災地病院は当時のみならず、災害後も医療の建て直しに多大の人力を必要とし、人手の乏しい現状である。さらに、国公立でない病院では経営問題など独自で解決せねばならないことが多い。そのようなときに、多方面からのアンケート調査には一考の要がある。

(6) 震災後の臨床研究の断念

震災後糖尿病患者が入院していたが、治療の基本である食事療法など全く不可能な状態であった。そのため、入院を少しでも意義あるものにするために、不定期な食事ではあったが、それぞれ自分なりに必要な糖尿病食に調整する実践をさせようと計画した。しかし、震災4日目であったが、この頃は看護師に疲労のピークがきているときであり、彼女らの顔を見た途端、とても余分の仕事になる指示を出すわけにはゆかないことを悟った。

その後、この震災を生かし、震災と循環器、糖尿病、消化器等、震災と各領域との関係を調査するのは、臨床研究として重要なテーマになることを多くの医師に話していたが、病院としては震災後の経営状態立て直しに全力を挙げねばならぬ状況がでてきたため、甲南病院ではこれらの調査研究計画を全て中止し、私も務めてこれらのことを話題に取りあげないことにした。すなわち、全てを犠牲にして診療状況改善に全力を結集することにしたのである。そのため、最もデータが集積されねばならぬ本院が、震災の疾病に及ぼす影響を検討する調査研究は出来なかったし、調査への協力も十分には対応できない結果となってしまった。しかし、職員を経営に集中させることができたので、当院としては経営危機を早く脱することができてよかったと考えている。医療スタッフの数と疲労度に制限があったので、重点主義をとらざるを得なかった。

⑺ 追憶

① ボランティアによるトイレ用の水汲み隊の活動

甲南病院の本館のトイレの水は井戸水であったので、電気が回復してからはトイレが使用可能となったが、一時期東館、南館へはどこかの学生を主体としたボランティアの方々の手によって、約１㎞南東部にある住吉川まで水汲み部隊が活動していただいた。阪神・淡路大震災で日本でもボランティアの方々が活躍されるようになったのであるが、甲南病院でもその恩恵に浴したものである。おかげで大変助かりました。

② 看護学生の強力なボランティア活動

看護専門学校寮の全壊で甲南病院看護専門学校の第19回生のお２人が痛まし

い犠牲になられた。痛恨の極みでありますが、今は亡きお2人の御霊に衷心より哀悼の意を表し、ご冥福をお祈り申し上げます。この時以降、いつも私はお2人のことが話題になると、何故か涙ぐんでしまうのです。私にとってのPTSD（心的外傷後ストレス障害）ではないかと考えています。

さて、震災当日、この甲南病院での震災医療に学生寮にいた看護学生諸君の活躍は素晴らしいものであった。私が看護学校長も併任していたこともあり、看護学生に医療現場での活躍を頼んだ。本文中で紹介したが外来には一度にあまりにも多くの患者さんが押し寄せたため、カルテを作る余裕もなく、また名前さえ記載することもなく処置が行われていた。学生達の一部の者はその外来診療の手助けに入った。また一部の学生は救急車だけでなく次々と個人の車で運ばれてくる患者さんを病院玄関で待ち受け、ストレッチャーに乗せ換える間もなく担架や畳に乗せたまま、また毛布にくるまったままの患者さんを診察場に運んでいた。さらに同僚の不運の報に接し、精神的にも、また昼間の活動で肉体的にも疲れて切っていたであろうが当日夜半より夜を徹しておにぎり作りにも活躍してくれた。このようにマンパワーの乏しい状況下で、震災医療の遂行に学生諸君のボランティア活動としては絶大なものであり、影の力ではあったが、この力が甲南病院の震災医療に大きく貢献した。

ところで、前述していますがAmerian-Japan Societyの方々のご厚意の義捐金で看護学校の実習室に二段ベッドを入れ、仮設の寮を作り、2ヶ月後無事卒業式を迎えることができた。友を失った不幸な震災であったが、学生諸君はAmerian-Japan Societyの方からどのようなときにも人は心の暖かさを持ち続けねばならないことを学ばせて頂いた。そして同僚を失った悲しさを乗り越え同僚の志を同僚の分まで医療・看護の現場で活かし、活躍することを誓って巣立ったのである。甲南病院創始者平生釟三郎氏の「悩める病人のための病院たらん」という病院の理念、精神をきっと亡きお2人の分まで実践してくれるものと考えている。

③遺体置場での発見（本当の親切）

本文中に述べてはいるが、1月17日当日、甲南病院では83例の死亡者がみられた。遺体置場を2ヶ所に作り、そこへ搬送してもらった。そこでは看護師長と看護師が次々に送られてくるご遺体の管理を引き受けてくれていた。

ご遺体はあの喧騒状態の震災医療現場にも拘わらず、どのご遺体も地べたに直接置くのではなく、長椅子の上、長机の上などに置かれていた。

このような状況（環境）にも拘わらず、敬畏を持って、また親切に接遇していることが判り、頭が下がると共に、「本当の親切」を感じた。そして同じ職場の一員として甲南病院の職員を誇らしく思ったものである。

④臨床研修医の臨床教育

震災の1年前（平成6年）に医師国家試験に合格した1年目の臨床研修医を1名重症患者診察室に送り込んだ。前述のように、ここでは医師歴10年以上の元気なベテラン医師たちが活動していたが、この診察場が忙しくなり始めたころに、彼にここで手伝いをするように申しわたして、重症患者診察室へ送り込んだ。

震災後数年経ったある日、久しぶりに彼と会い、震災医療活動の話題が出たとき、あの日は1日で数年分のことを学んだと思う。よい経験をさせていただいたと感謝してくれた。あの時、重症患者診察室では先輩のベテランの先生たちから医療活動の中でいろいろな技術のみならず、誰から診るのか、どのように対処するのか、医師として、人間としての修練をかさねたのではないかと思う。思い切って荒波の中でもまれさせたのも教育の一方法であったようだ。

⑤ 職員の震災医療の積極的参加・協力体制

当日昼前の10時～11時以降、どっと押し寄せた多数の患者さんの対応に対して、出勤していた医師は現場の様子をみて、自分の仕事場所をなぜか自ら決めて積極的に参加し、働いていた。私も、数名の医師に重症患者診察室で活動してほしい。また、内科一般外来で、外科系・内科系連携プレーの所で働いてもらいたいと頼んだが、殆どの医師は自発的に自分の活動の場を、自分で決めて活躍していた。そしてなぜか過不足になる場所はなく業務が回転していた。

また、本文中に記載したように、病棟勤務をはじめから自分で選んで活動していた医師もいた。それぞれの医師が現状を認識し、自分で医師が不足している場所、自分が活躍できる場所を積極的に選択していたと思われる。それがスムーズに決定していたのであるから、不思議な現象であった。

ものすごい数の患者さんが来られた中での医療であったからか、震災そのものが今まで経験したことのない凄まじさのためなのか、間断なく繰り返される余震の中で、集まった医師それぞれが積極的、協力的、また自分で活動の場を選び、全力で活動してもらったようであった。

この力、この協力と和で、持てる力が何倍にも増幅して震災医療が遂行できたものと考えられる。互いの和を尊ぶ精神、職員の同質性と云われるものでしようか。

これは医師を取り上げて説明したが、各部署の技師、その他の出勤した職員も同様で、エレベータが止まっている時、患者さんを何人かで階段を担いで搬入するチームに入った人、遺体を運んだ人等々、同じ現象であった。

今も思い出されるのは、甲南病院は山の中腹に存在するので、日頃から駐車場が狭い。また、周辺が山道で一本道のため、道の周辺に駐車するスペース等ない環境である。そこへこれだけ沢山の傷ついた患者さんが自家用車をはじめいろいろな交通機関で来院された。とくに次から次へとやってくる救急車のサイレンは鳴り止むことなく続いている状態であったので、病院玄関周辺の整備を保安係の整備担当者は一日中、そして冬の寒い中で大声で声をからして夜半まで交通整理を続けていた。今でもあの時の保安係(整備係)の声を思い出すが、数日間ぶっ続けであった。

誰もが積極的に、このようにそれぞれの持ち場を自ら決めて必死で活動してくれていた。これらの職員のそれぞれの協力によって震災医療が支えられていた。

⑥ 全て持ち出しで診療

　この震災医療現場ではどの部署もあまりに多くの患者さんが来られたので、医師ならびに職員の人たちは必死に業務を遂行していた。多くの患者さんの診療であったが、テキパキと、しかし、本当に真摯な態度で診療が行われていたのはなぜだろうか。あまりの数の多さに他のことを考える余裕もなく集中して診療が行われたからか、損得抜きであった。また、そのような現状を反映してか不思議と患者さんからのクレームもほとんどなく、患者さんも文句ひとつ言われなかった。おそらく苦痛をこらえて、じっと順番を待っておられた。

　私も各部署の診療状況、患者さんの数の多さ、それに対してカルテもないうえに事務対応が全く不能な状況から、当初は後日診療費をどのように清算するかを考えていた。しかし、殆ど不可能であると考え、後のことは別にして、すべて持ち出しで診療することに決断した。前例があるわけでもなく、だれと相談することもできず、また、その余裕もなく、次々に生じてくる問題に対処せねばならない状況でもあり、前述した私の部屋のひっくり返ったロッカーの上に腰かけていろいろ考えたつもりである。そして、午前10時頃であったが、独自で腹をくくった。「診療費は全部持ち出しにする」そうすると、なぜか急に気が楽になった。

人は損得、利害関係などがあると悩み、また、神経を使うのであろうか。それが消去すると本当に気楽になれるものである。おそらく各現場の職員も利害関係抜きで活動していてくれたためであろうか。なぜか皆が本当にそのような態度で診療をしていると実感した。

このように本当の親切といえる診療を、遺体置場も含めて震災医療現場で感じた。

なお、後日阪神・淡路大震災では1月分の保険請求は前月、または直近の医療費を鑑みて1ヶ月分が一律に支給されることに決定された。

第三部　震災医療を振り返って

1　震災医療で学んだこと

阪神・淡路大震災において、甲南病院における震災医療活動中に学んだことは以下のようなものであった（表10）。

阪神・淡路大震災が近年の災害医療の原点とも考えられており、今回の災害医療の問題に止まらず、今後生じると考えられる仮想難問対策、それに対応したマニュアル作りなどが行われているであろう。しかし、災害で生じる難問は災害の発生する時間、条件・状況などによって予測をはるかに越えることもある。その時は1～2日間は現場で必死に考えて対応策を編み出す必要がある。想定外のことが生じることに対しては、「ダメだ」と決めつけないで、必死に考え、熟考すると必ず良い知恵、工夫が生まれるし、生まれることを信じて行動する。それでもって、1～2日間を耐え、現場で対応するという心構えが必要であることをこの災害医療で学んだ。

表10　震災医療で生じた難問と対策

1 甲南病院の震災医療で生じた難問

①翌日の朝食（第2日目の朝食）の確保
②傷害患者の転院・転送
　ヘリコプター搬送の導入
③水の確保
　業務用・生活用水の確保ならびに精製水作成への努力
④看護師の疲労回復対策
⑤看護学生寮倒壊後の甲南看護専門学校再開問題
⑥病院経営
　当日の災害診療費の問題
　震災後の経営維持・発展
　事業継続計画（BCP：Business Continuity Plan）

2 難問対策への考え方

・不可能（駄目だ）と安易な結論を出さない
・熟考（必死で考える）と迅速対応
・知恵・工夫が求められる

2　震災医療を通じての災害医療への提言

私は病院で災害医療に携わったが、その経験から、県、市などの中枢部が如何に対応するべきか考えた。最も要求されるのは早い対応である。それにはもちろん、大きなマニュアルは必要であるが、いくらマニュアルが完備していてもダメと考える。知事をはじめ、中枢部がすぐに活躍できるだろうか。交通の便などの問題、あるいは当人が被災者になる可能性もあるはずである。

そこで、私見としては、近隣の他府県が常に助け合うシステムを作っておく、そして、具体的には互いに災害用には同じ機器を使うことにしておき、当該の中枢部が立ち上がるまで、数日、いや1～2日間でよいので、近隣の中枢部がそれらの機器を使用して、被災した県庁の代わりの役目をしてもよいのではないかと考える。そのうちに当該の地域の中枢部も立ち上がってくるでしょう。具体的には数時間は他府県の方が知事以下1つの集団として、例えばヘリコプターで兵庫県庁へ乗り込み、当座の指揮をとることもよいのではないか。そこには自分達の使い慣れた機器があり、情報の集約と初動の指示をすることができてよいのではないかと考える。

それでも地方自治体間に種々問題があるようなら、政府が1～2日間対応をしてもよいのではなかろうか。副総理、あるいは災害担当大臣などが県知事の代行をするのもよいのではないかと思う。とにかく、自治体のトップが被災者になることもあるので、このような代行を早く立ち上げて、現場が立ち上がるまでの1～2日間を持ちこたえるようにする必要があるのではないだろうか。

ただ、現場の病院では他の医師が乗り込んでも要領が得ないので、できるだけ病院の近辺に多くの医療関係者が居住していることが望ましい。初動に出来るだけ多く医師や医療関係者があつまること。そして、被害の程度、状況に応じて、1～2日間は現場で必死に考え、何か方策をあみだして実行することである。出来れば、2日目位には中央から種々の対応をしていただけることを希望する。そのためにも先述のように、県の中枢部の早い立ち上がりが必要なので、何らかの形の一時的中枢部の代行がよいのではないだろうか。米国でもすぐに大統領が災害対策の先頭に立つのをみても、被災地外からの中枢部を導入するのも一考であろう。

病院の備蓄の問題についてであるが、ライフラインに関する自家発電用燃料、水の確保などがあげられるが、医薬品、食糧などは有効期限の問題、経費の問題などがあり、どの程度備蓄せねばならぬか問題が大きい。私は市町村単位、一病院単位では最小限にしておき、県単位よりも広げて日本全体で数箇所の備蓄場所を持ち、災害時はそこから空輸すればよいのではないかと思う。県の端の地域へ車で運ぶよりも、ヘリコプターで備蓄基地から運ぶ方が早いのではなかろうか。時間的にも遜色ないと思われる。災害時にはどれ程の被害があるか判らぬことを、その地域内で解決することを考えるのではなく、日本全体から広域にとらえて対策を練ることが必要ではないかと考える。

American-Japan Society の活動で示されたように海外からの援助活動は迅速であった。このことは日頃から災害時の対応を日本全体として広域でとらえて対策が出来るようにしておけば十分な対応が可能ではないかと考える。この面では何らかの政府の対応、対策が必要であろう。震災時には空は被害を受けていないのであり、ヘリを全国から集めて物資を空輸して、目的地の上から落としてゆけば道路を使わなくてよいのではないか。

結論として各々の病院単位の備蓄と国単位、地域単位の備蓄と分けて考え、行政のみならず医療についても被災地へ非被災地から乗り込み、必要なものは被災地外へ早くだして医療を行うという基本姿勢が必要であろう。県や市レベルの被災地の中だけで処理しようとする考えに抵抗を感じる。むしろ被災地よりも周辺の非被災地が災害の時には活躍する必要があるであろう。

3　まとめ

今回、貴重な体験をしたが、それが今後多くの生命を救う方策、災害医療に少しでも有効な手段を取る方策の参考になることを期待して、甲南病院での震災医療の実情と私見を述べてきたが、少しでもお役に立てば幸いである。

ただ、次の災害は今回と同程度ではないはずである。もし、午前5時46分が数時間遅れていたら病院はどのようになっていただろうか。朝の火を使う時間帯のこと、交通機関がフル稼働していた時間帯であったら、どのようなことが生じていただろうか。そのことを考えると万全の策はない。とにかく、人が集まり、おかれた時々刻々に変化する状況下で、個々の対策を必死に熟考して、迅速に実行に移すことである。そして、「だめだ」「不可能」と考えないで、必死に考え、また、それぞれの職員が一致団結、協力することによって、日頃の数倍の力を出し、それぞれに対応せねばならない。またきっと対応できる知恵、方策を工夫し、これによって当座の状況に対応せねばならないだろう。繰り返すが、「だめだ」と絶対に投げ出さないことである。

ここに、看護学生寮倒壊という災害で不幸にして2人の看護学生が亡くなられた。あらためて、衷心より哀悼の意を表すとともに、今回の震災医療に携わってくれた甲南病院の全職員、附属の看護学生をはじめ、物心両面で多大の援助をいただいた多くの関係者の方々に心より深謝するとともに、このような経験を再度経験しなくてもすむことを念願致すものである。

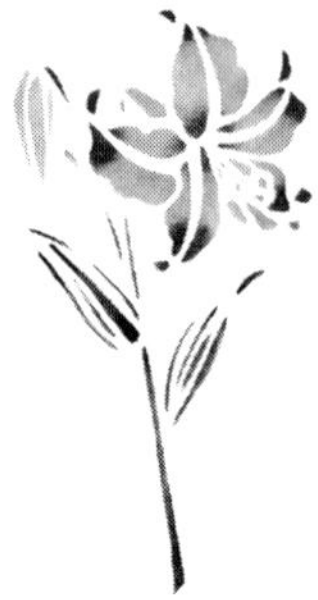

◎震災医療への提言のまとめ（私見）

1　初動に出来るだけ多くの医師、医療関係者が集まる

2　2日間は現場で持ち堪える

　3日目以降は援助活動の活発化

　特に域外に患者を搬送して医療を行う体制を域外の医療機関が作り活動する

3　県または近畿圏などの中枢部の迅速な活動開始

　近隣他府県（国・政府でもよい）の当該県活動の代行（数日間）

4　ヘリコプターの有効活用

（震災後、障害を受けていないのは「空」…空の利用）

①傷害者搬送…自衛隊の大型ヘリの利用

②救援活動…物資を空を利用して空輸し、空から目的地に配布

③備蓄基地からの輸送、転送（各病院の備蓄は最小限に止める）

5　備蓄…（効率よい備蓄）

①自家発電用燃料は最低2日以上必要

②食料、医薬品…空輸で空を利用し、配布

食料は3回分必要

③広域で備蓄基地（全国で数カ所）を持ち、そこから近くの空港へ、また、そこからさらにヘリで運ぶ体制

④災害時の医療、医療人としての考え方、行動

トリアージの中で、迅速で真摯な心やさしい医療

⑤状況に応じて出現する震災医療の難問難題を投げ出さないで、熟考して知恵・工夫を出す

⑥次回への考え方（次がむしろ難しい）…指揮官の下で協力し、和を作って積極的対応

参考文献

1　中山伸一：大災害時における大学病院と救急部のあり方は？　神戸大学医学部震災シンポジウム記録、神戸大学医学部震災シンポジウム実行委員会、神戸大学医学部、59―63、1996

2　阪神・淡路大震災におけるヘリコプター運用の実態委員会：阪神・淡路大震災におけるヘリコプターを用いた傷病者の搬送―その実態と評価―1996

3　金芳外城雄：復興10年神戸の闘い（自治体・学校の緊急災害対応）、日本経済新聞社・2―5、2004

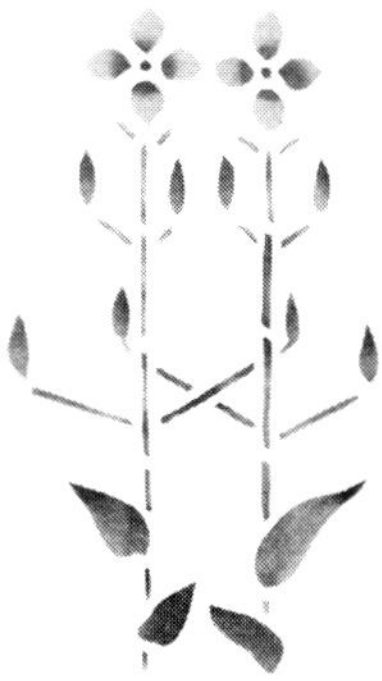

基本理念

希望のある医療

医療の到達目標

私達は、生命の尊厳と人間愛を基本として
「真に患者様のための医療」を目標とします。

行動指針

1. 地域中核病院として高度で良質な医療を提供できるよう努力します。
1. 親切な医療現場を構築し、真の親切に基づく医療を遂行します。
1. 良き医療は良き経営に支えられることを念頭に努力します。
1. 互いに協力と和を尊び、チーム医療を中心とした医療を行うよう努力します。

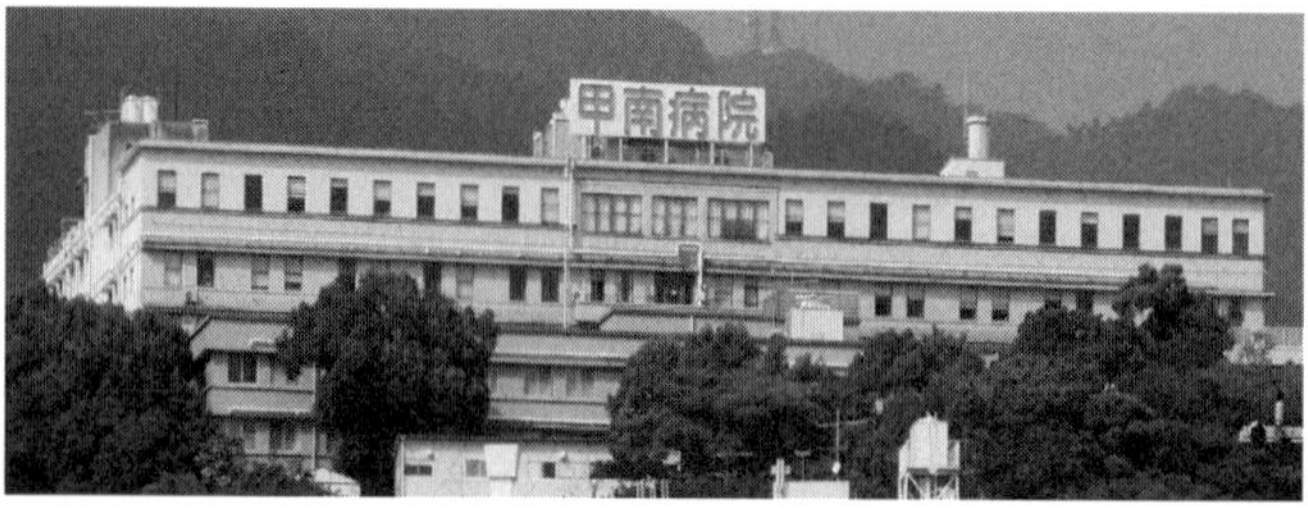

著者略歴

老籾　宗忠（おいもみ・むねただ）

1963年　神戸医科大学卒業。1968年　神戸大学大学院修了、医学博士。1969～1992年　神戸大学医学部第2内科助手、講師、助教授。1992～1997年　財団法人甲南病院　副院長、病院長。1997～2004年　高砂市民病院　病院長。2004年～現在　財団法人甲南病院　特別顧問、糖尿病センター長。日本内科学会認定内科医、指導医並びに日本糖尿病学会、日本腎臓学会、日本老年医学会、日本内分泌学会の専門医、指導医。日本肥満学会肥満症特例指導医。ヘモグロビンA1cの臨床応用に関する日本の先駆者。研究領域：糖尿病合併症の成因解明並びに予防・治療に関する研究。著書『糖尿病と上手に付きあおう』（2007年　燃焼社）、『糖尿病－知っててお得なこんなこと』（2011年　燃焼社）

震災医療　現場からの報告と提言

平成二十七年一月十七日　第一版第一刷発行

©著　者　老　籾　宗　忠

発行者　藤　波　優

発行所　㈱　燃　焼　社

〒543-0035　大阪市天王寺区北山町三―五

TEL　〇六―六七七一―九二三三

FAX　〇六―六七七一―九四二四

振替口座　〇〇九四〇―四―六七六六四

印刷所　㈱ユ　ニ　ッ　ト

製本所　壷　屋　製　本　㈱

ISBN978-4-88978-114-4　Printed in Japan 2015

落丁・乱丁本はお取替えいたします。